CONTRIBUTION A L'ÉTUDE

DU

TRAITEMENT

DES PLAIES DE LA RATE

PAR LA SUTURE

PAR

Le Dʳ J. BOULAGNON

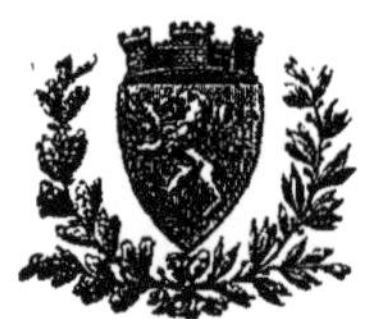

GRANDE LIBRAIRIE MÉDICALE, SCIENTIFIQUE ET INDUSTRIELLE

A. MALOINE

PARIS | LYON
Rue de l'Ecole-de-Médecine, 25 | 6, Rue de la Charité

1911

CONTRIBUTION A L'ÉTUDE

DU TRAITEMENT

DES PLAIES DE LA RATE

PAR LA SUTURE

Lyon. — Imprimerie A. Rey et Cⁱᵉ, 4, rue Gentil. — 58865

CONTRIBUTION A L'ÉTUDE

DU

TRAITEMENT

DES PLAIES DE LA RATE

PAR LA SUTURE

PAR

Le Dr J. BOULAGNON

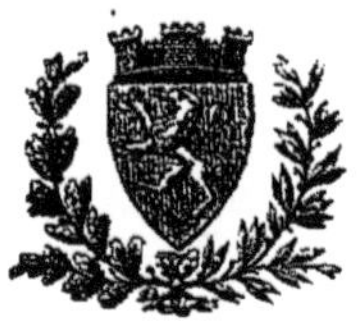

GRANDE LIBRAIRIE MÉDICALE, SCIENTIFIQUE ET INDUSTRIELLE

A. MALOINE

PARIS | **LYON**

Rue de l'Ecole-de-Médecine, 25 | 6, Rue de la Charité

1911

A MON PÉRE ET A MA MÉRE

*Je dédie ces quelques pages, bien faible
témoignage de ma reconnaissance et de
ma profonde affection.*

A MON ONCLE

A MON FRÉRE

A TOUS CEUX QUI ME SONT CHERS

Arrivé au terme de notre scolarité, il est un devoir pour nous de remercier tous ceux qui nous ont témoigné quelque intérêt au cours de nos études médicales. Ces remerciements sont d'autant plus sincères, qu'ils sont la seule façon pour nous d'acquitter les dettes de reconnaissance contractées envers tous ceux qui ont travaillé à notre instruction et nous ont fait bénéficier de leur expérience clinique.

M. le professeur Poncet nous fait aujourd'hui l'honneur de présider cette thèse ; qu'il veuille nous permettre de lui exprimer notre profonde et respectueuse gratitude.

Nos remerciements iront ensuite : à nos maîtres de Clermont qui furent nos initiateurs, et en particulier aux Drs Maurin et Argaüd ; à nos maîtres de Lyon, parmi lesquels le Dr Lyonnet qui nous accueillit toujours avec bienveillance et nous fit bénéficier de sa science thérapeutique.

C'est M. le professeur agrégé Thévenot qui nous a suggéré ce travail. Aimablement, il ne nous a ménagé ni son temps, ni son érudition, ni ses conseils, pour nous aider à mener à bien cette étude. Nous l'assurons ici de notre profonde reconnaissance. Nous tenons enfin à remercier MM. Gayet, Patel, Leriche qui, en nous faisant l'honneur de compléter notre jury, nous donnent ainsi une marque d'intérêt dont nous sommes fier.

CONTRIBUTION A L'ÉTUDE

DU TRAITEMENT

DES PLAIES DE LA RATE

PAR LA SUTURE

CHAPITRE PREMIER

ANATOMIE PATHOLOGIQUE

La structure de cette pulpe si richement vascularisée qu'est la rate, la multitude de ses capillaires et les innombrables ramifications de la veine et de l'artère spléniques qui la sillonnent en tous sens suffisent à nous expliquer l'abondance des hémorragies consécutives aux plaies de cet organe.

Ces vaisseaux se divisent et se subdivisent dans son intérieur en rameaux de plus en plus ténus, cheminant sur la plus grande partie de son trajet dans des gaines conjonctives maintenant leur béance et ne permettant pas ou peu l'affaissement de leurs parois à la coupe, ce qui nous explique à la fois et l'abondance des hémorragies et leur peu de tendance à l'hémostase spontanée.

Or, si l'on songe au volume de l'artère splénique, de cette artère qui, bien que diminuée dans son trajet par les nombreux rameaux qu'elle abandonne au pancréas et par une branche plus importante encore, la gastro-épiploïque droite, qui s'échappe d'elle pour gagner la grande courbure de l'estomac, on comprendra aisément que les plaies de cet organe, pour être un peu moins importantes que celles qui intéressent le foie, n'en sont pas moins d'une grande gravité par la quantité de sang qu'elles peuvent déverser.

Véritable éponge vasculaire du fait de sa structure histologique, la rate est en outre le siège de véritables phénomènes congestifs qui sont sous la dépendance de la digestion stomacale ou intestinale. Les hémorragies de la rate pourront acquérir, de ce fait nouveau, une importance plus considérable encore qu'en dehors des périodes où la digestion ne se fait pas.

L'hémorragie extra-capsulaire revêt, de ce fait-là, une importance plus considérable encore, une persistance encore plus grande, et ceci nous explique pourquoi un blessé peut, dans ces conditions, être véritablement saigné à blanc.

C'est pour ce seul motif que les plaies de la rate sont graves : organe à sécrétion interne, elle élabore des produits qui ne paraissent pas jouer un rôle irritant vis-à-vis des feuillets péritonéaux, de sorte que la péritonite n'est pas à craindre après une blessure de cet organe et que l'hémostase doit être le seul but que le chirurgien doive viser.

Le sang est parfois suffisamment abondant pour être réparti uniformément dans l'intérieur de la cavité abdominale et, à l'ouverture de celle-ci, on peut avoir quelque difficulté à reconnaître le point de départ exact de l'hémorragie. Le plus souvent il est maintenu dans la région périsplénique par les replis péritonéaux qui fixent la rate à la paroi abdominale postérieure et à l'estomac par le mésocôlon transverse en attendant que des adhérences péritonéales viennent l'enkyster dans cette situation.

Lorsqu'il déborde les espaces périspléniques, on le voit descendre le long du côlon descendant, même lorsque le malade est dans le décubitus dorsal, et l'on conçoit tout de suite l'intérêt de cette constatation, puisqu'elle nous permet de localiser en quelque sorte à la rate le sang qu'au cours d'une laparotomie on voit glisser le long de la paroi colique.

Les lésions que l'on constate, soit au cours des interventions, soit pendant les autopsies, concernent les vaisseaux du pédicule, la capsule ou la pulpe splénique. Les vaisseaux du pédicule, grâce à leur mobilité, échappent le plus souvent aux agents vulnérants. La capsule est plus ou moins déchirée suivant que l'on a affaire à une plaie par arme à feu ou par arme blanche.

De même, les lésions de la pulpe splénique sont variables suivant la nature de l'agent vulnérant.

C'est avec les *instruments piquants* que les désordres sont susceptibles d'être réduits à leur minimum, ainsi que le prouvent la pratique de l'opération de la rate faite aux Indes dans un but thérapeutique et les expériences de Mayer. Une rétraction de la pulpe, un caillot, même de faible volume, bouchant cet orifice borgne externe suffisent à assurer l'hémostase.

Mais pour que ces lésions, éraflures ou orifices de

pénétration soient ainsi réduits au minimum, il faut que l'orifice de pénétration soit de petit volume, et il ne saurait toujours en être de même des plaies faites avec le trocart évacuateur d'une ascite qui, dans ce cas, peut produire des dommages beaucoup plus considérables. (Thèse de Brard, 1859.)

Les *instruments coupants* (sabres, poignards, couteaux) déterminent des lésions autrement considérables, car, coupant à section nette, l'hémorragie qu'ils déterminent sera plus considérable du fait de la béance des vaisseaux, béance maintenue par les travées conjonctives qui les entourent.

La plaie ainsi faite est rarement oblique ; le plus souvent longitudinale et transversale. Cette disposition s'explique si l'on songe à la situation de cet organe, caché en quelque sorte dans l'hypocondre gauche et qui, pour être abordé, nécessite ou une pénétration à travers le gril costal formé par les viiie, ixe et xe côtes. L'instrument, pénétrant à travers l'espace intercostal, le suivra et par conséquent déterminera une incision transversale, ou alors, comme cela arrive dans certains cas, la rate sera atteinte de bas en haut et la plaie sera longitudinale, l'instrument ayant pénétré sous le rebord costal pour, de là, évoluer vers le diaphragme.

En pareille occurrence, la pénétration de l'agent vulnérant se fait le plus souvent par la face externe de la rate. Dans quelques cas, et cela est surtout vrai pour les plaies qui sont purement abdominales, l'agent vulnérant a pénétré plus ou moins près de la ligne médiane et il aborde la rate par sa face interne ; il est fréquent de voir la pointe de l'instrument s'arrêter dans l'épaisseur de la pulpe splénique sans traverser cet organe de part en part. Ceci va nous expliquer pourquoi les plaies de la rate se compliquent moins fréquemment d'autres lésions viscérales. C'est le contraire qui va se produire dans les cas de plaies par armes à feu.

Les plaies par armes à feu sont presque aussi fréquentes. Elles peuvent produire depuis le simple sillon, la simple éraflure, jusqu'aux tunnels compliqués d'éclatement avec des orifices d'entrée et de sortie déchirés sur les bords et des fissures qui en partent. Les plaies sont rarement localisées et se compliquent de lésions thoraciques ou abdominales, d'où, dans ce cas, le pronostic doit être réservé en raison du nombre, de la nature et de l'importance des viscères secondairement lésés. L'étude des lésions est différente suivant les armes dont on se sert.

Au delà de 5oo mètres, avec les projectiles modernes il faut tenir compte du volume du projectile et de sa vitesse de rotation autour de son axe. Les éclatements se produiraient surtout avec des vitesses considérables et à moins de 5oo mètres. On l'explique par la pression hydraulique, qui détermine, dans ce réservoir sanguin qu'est la rate, une surtension déchirant l'organe en ne permettant pas à son liquide de gagner l'orifice de sortie ; peut-être faut-il tenir compte aussi, comme le dit Delorme, de la projection des molécules solides projetées par la force vive de la balle.

Les trajets nets, au contraire, correspondraient à la zone de perforation située au delà de 5oo mètres.

A plus de 3.ooo mètres, on aurait des contusions plus ou moins intenses.

Les armes employées dans la pratique civile donnent des orifices d'entrée assez réguliers, généralement ronds ou elliptiques, quelquefois étoilés; l'orifice de sortie est le siège de grands délabrements, mais ils ne sont jamais comparables à ceux des projectiles de guerre.

On résumera donc leur action, en disant qu'elles intéressent généralement plusieurs organes et ne sont que très rarement limitées à la rate.

On a signalé dans quelques cas des plaies de la rate survenues au cours des interventions et en particulier, dans des cas où la rate était fixée par des adhérences. Ces plaies opératoires ne présentent, au point de vue chirurgical qu'un intérêt tout à fait secondaire et si nous les signalons ici, c'est pour ne plus en reparler dans le cours de cette étude.

Abandonnée à son évolution et malgré les conditions défavorables, créées par la structure de la rate, l'hémostase spontanée est cependant susceptible de se produire. Elle a été signalée en particulier par Mayer, Sonnemburg, Moty. Le caillot qui vient combler la perte de substance peut être envahi par la prolifération des cellules conjonctives et transformé en un tissu cicatriciel. D'autres fois l'occlusion de la plaie ne se fait qu'au niveau de sa portion tout à fait superficielle péritonéale, et lorsque le sang, inclus dans la profondeur, s'est résorbé ou s'est plus ou moins modifié, on ne trouve longtemps après l'accident qu'une sorte de kyste à contenu plus ou moins clair, et dont le point de départ précis était, il n'y a pas longtemps encore, complètement méconnu.

CHAPITRE II

SYMPTOMATOLOGIE ET INDICATIONS OPÉRATOIRES

Le chirurgien appelé auprès d'un malade atteint de plaie pénétrante de l'abdomen ne constatera souvent que l'état de shock et les symptômes d'une hémorragie interne : la prostration, la face pâle, souvent couverte de sueur froide, les muqueuses décolorées, le pouls petit, fuyant, la respiration superficielle et accélérée, les extrémités froides et cyanosées. Souvent il est permis de constater dans l'hypocondre gauche l'existence d'une matité assez considérable résultant de l'épanchement sanguin. Ce signe, ainsi que celui de la constatation du point où a porté la contusion, la topographie des plaies d'entrée et, s'il y a lieu, de sortie de l'agent vulnérant aideront au diagnostic.

Le point de pénétration de l'agent vulnérant revêt deux positions essentiellement différentes. Tantôt il répond à la paroi thoracique, dans la région qui avoisine la partie latérale du corps, de sorte que la plaie est indiscutablement thoraco-abdominale. Suivant qu'elle est située plus ou moins haut, qu'elle a surpris le poumon en inspiration ou en expiration, elle a intéressé simplement le sinus costo-diaphragmatique ou s'est accompagnée d'une lésion du bord du poumon. L'auscultation du malade, la dyspnée, une hémorragie plus ou moins abondante avec hémoptysie, nous permettront de penser que le parenchyme pulmonaire est ou n'est pas intéressé.

Dans une deuxième catégorie de faits la plaie d'entrée est exclusivement abdominale, quand il s'agit d'une plaie par coup de couteau, elle répond à la zone bien limitée au niveau de laquelle, dans les mouvements d'inspiration plus ou moins profonds, la rate déborde le rebord costal.

Dans les plaies par armes à feu, elle peut occuper les points les plus divers de la cavité abdominale.

Les réactions péritonéales : hyperthermie, nausées, hoquet, vomissements, n'apparaîtront que longtemps après, manifestation d'une réaction péritonéale plus ou moins intense et non pas d'une plaie de la rate elle-même.

La préexistence d'une hypertrophie doit faire songer plus naturellement à une lésion de cet organe, mais le diagnostic, dans le cas de rate saine, est souvent en suspens.

Mais que le diagnostic soit résolu ou non les signes d'une abondante hémorragie interne nécessitent l'intervention, et les plaies de la rate n'échappent point à cette règle. En effet, la statistique de Schaefer portant sur 53 cas et où l'expectation était seule de mise ne signale qu'une guérison.

Pourquoi faut-il agir ? Deux raisons militent en faveur de l'action.

Tout d'abord la rate est, nous l'avons vu, une éponge richement imbibée de sang, dont la perforation et mieux encore la section déterminent une hémorragie continue et abondante jouant le rôle d'une véritable saignée et pouvant assez rapidement, selon la dimension de la blessure et l'importance des branches atteintes, aboutir à des phénomènes de collapsus de la plus haute gravité. L'hémorragie n'a en effet que très peu de tendance à s'arrêter. Il faudrait pour cela que des adhérences aient eu le temps de se produire, circonscrivant ainsi l'organe et la collection sanguine qui dans ce cas agirait comme un tampon sur la plaie. Ce cas ne se produit que rarement et lors même il ne mettrait point à l'abri de l'hémorragie secondaire par suite de la rupture possible de la poche ainsi formée. Généralement, l'hémorragie intrapéritonéale, c'est-à-dire une hémorragie importante est la complication dominante.

L'expectation, les opiacés doivent donc être rejetés car ici il ne s'agit point comme pour l'intestin d'immobiliser un organe qui par sa contracture pourrait déverser dans le péritoine un contenu septique capable de léser la séreuse et de la faire réagir en provoquant de la péritonite. La rate, elle, ne déverse ni substance septique ni substance irritante, et, par conséquent, ne déterminant pas de phénomènes infectieux secondaires.

Au reste, l'apparition même des signes qui pourraient faire penser à des phénomènes infectieux, n'est point une contre-indication de l'opération ; tout au contraire, elle aura d'autant plus de chances d'aboutir à la guérison qu'on aura paré plus tôt à la cause qui l'a provoquée.

La deuxième raison d'intervenir dans ces plaies
vient de ce que les lésions ne sont que très rarement
limitées à ce seul organe, et ici, en plus des hémorragies qui sont souvent le seul danger de nombreux coups
de couteau, on trouve des lésions plus complexes,
d'autres blessures nécessitant elles-mêmes une opération sanglante. Ceci se produit le plus souvent avec les
plaies par armes à feu qui intéressent généralement
plus de viscères et 19 fois sur 24 ces plaies viscérales
étaient multiples.

Les organes le plus souvent lésés sont ceux dont le
rapport est plus direct avec la rate, et de ceux-là l'estomac est le premier (14 fois sur 24). Remontant, beaucoup plus haut qu'on est disposé à le croire sous les
côtés gauches et le diaphragme il est souvent blessé
avec la rate par voie transpleuro-péritonéale dans les
tentatives de suicide, les coups de couteau et de
revolver tirés dans la région du cœur.

C'est généralement sa face antérieure et sa grosse
tubérosité qui sont atteintes. La plaie peut guérir
d'elle-même par l'établissement d'une fistule gastrique
ou plutôt gastro-cutanée, voire même quelquefois par
un glissement des parois sans épanchement du contenu
de l'estomac dans la cavité abdominale, des membra-
nes bouchant secondairement la plaie de pénétration.
Mais ces cas sont l'exception, les hémorragies pouvant
se produire ainsi étant graves et fréquentes du fait de
l'abondance et du volume des artères de la grande
courbure. Elles peuvent donner lieu à des hématémèses ou se déverser dans le péritoine.

Lorsque l'orifice de pénétration pariétale est latéral ou postérieur, il est des cas où seule la paroi postérieure est intéressée. Ces cas passent très souvent inaperçus; il y a lieu de les suspecter toutes les fois qu'il existe une plaie des ligaments ou épiploons fermant à gauche l'arrière-cavité des épiploons.

Cette blessure doit être agrandie pour permettre l'exploration de la face postérieure de l'estomac. Seules les hématémèses ont une réelle valeur diagnostique, mais elles peuvent manquer, et il est parfois prudent de les devancer.

Les plaies du foie et de l'intestin viennent ensuite en nombre à peu près égal dans cette statistique des plaies intéressant la rate, et étendues secondairement à d'autres organes. C'est le lobe gauche du foie qui est le plus souvent intéressé, mais dans quelques cas le lobe droit peut être également touché lorsqu'il s'agit de coups de couteau multiples ou de projectiles ayant traversé de l'hypocondre gauche, à la paroi droite ; les lésions dans ce dernier cas sont particulièrement graves. L'intestin, lui, est surtout intéressé dans sa partie colique ; côlon descendant, côlon transverse, angle colique gauche. Les signes fournis sont différents: pour le foie ce sont ceux d'une hémorragie, pour l'intestin, ceux d'une péritonite par perforation.

Dans les premières heures le diagnostic entre les deux est souvent impossible, mais il est aussi souvent inutile car les deux cas sont susceptibles de l'intervention.

Dans 5 cas le rein était touché par un agent vulnérant qui a pénétré d'arrière en avant à travers la masse sacro-lombaire ou les derniers espaces intercostaux.

Plus rarement cette pénétration a lieu d'avant en

arrière, traversant l'hypocondre gauche avant d'atteindre la loge rénale.

Les blessures de l'épiploon et du mésentère sont peu fréquentes, on ne les trouve signalées que deux fois, mais elles sont graves, car bien que les vaisseaux sectionnés n'aient pas un volume considérable, la quantité de sang est parfois importante ; cela tient à ce que le sang épanché n'exerce aucune compression sur la lumière du vaisseau, et peut être aussi à ce que ce sang, non soumis à l'action coagulante de l'air, reste liquide. Dans un seul cas on trouve mentionnée une plaie du pancréas.

Les blessures concomitantes de la région thoracique ne se produisent que lorsqu'il s'agit d'un traumatisme intéressant la paroi thoracique ; lorsque l'orifice de pénétration est abdominal, de telles complications deviennent heureusement exceptionnelles ; elles ne s'observent que dans les coups de feu. Le poumon n'est presque jamais intéressé (2 fois sur 81 cas). Dans ces cas de plaie intéressant la plèvre ou le poumon, on peut conclure, avec la plupart des chirurgiens à l'expectation et plus tard à la ponction. Seul la plaie du diaphragme comportera une indication d'intervention à cause de la hernie secondaire des viscères abdominaux qui en est généralement la conséquence.

On résumera donc en disant qu'il faut opérer, parce que toute plaie de la rate, pour peu qu'elle soit importante, détermine une hémorragie qui a peu de tendance à s'arrêter d'elle-même et que la blessure de l'organe est rarement unique, mais se complique de lésions des autres viscères qui, eux, nécessitent également l'intervention.

CHAPITRE III

LES DIVERSES INTERVENTIONS DIRIGÉES
CONTRE LES PLAIES DE LA RATE

Maintenant que les indications opératoires sont nettement posées, examinons les divers procédés employés.

Ce fut tout d'abord une thérapeutique d'*expectation* et d'immobilisation avant la période antiseptique. Par ce qui a été dit antérieurement on comprendra l'inutilité d'un tel traitement. La statistique de Schäfer précédemment citée (une guérison sur 53 cas) juge assez la méthode et montre qu'elle doit être réservée aux seuls cas de la clientèle civile et de la chirurgie de guerre lorsque les circonstances ne permettent pas de faire mieux.

D'autres petits moyens ont encore été préconisés : l'emploi d'une solution de gélatine stérilisée à 10 pour 100 versée directement sur la plaie, moyen qui n'est du reste pas sorti du domaine expérimental ; le chlorure de calcium à 4 pour 100 et l'adrénaline n'ont pas donné de résultats suffisants.

La *cautérisation* pratiquée autrefois par Ohaye peut déterminer dans ce parenchyme des hémorragies consé-

cutives à la chute de l'escarre déterminée par le ther-
mocautère.

En 1882, Clément Lucas songea à pratiquer la ligature atrophiante dans les cas de tumeurs de la rate.
La difficulté de la ligature par suite de la profondeur
du pédicule, et les conséquences qui en découlent doivent nous faire rejeter ce procédé. Les quatre opérés
sur lesquels on l'a mise à exécution sont morts : chez
un la gangrène de l'organe s'est produite du fait de
l'absence d'anastomoses entre les rameaux artériels
intraspléniques ; les autres ont succombé dans les
premiers jours de l'opération.

Donc, actuellement, trois procédés sont en présence : le tamponnement, la splénectomie et la splénorraphie.

Le *tamponnement* se pratique de diverses façons.
On se sert de gaze aseptique, préférable à la gaze iodo-
formée qui, au contact direct d'un organe qui saigne,
peut donner des phénomènes d'intoxication, par suite
de la pénétration rapide et directe de l'iodoforme dans
le courant circulatoire.

Certains se contentent de remplir plus ou moins
aveuglément l'espace qui sépare la rate de la paroi
costale. Cette compression contre l'estomac peut tarir
un peu l'hémorragie, mais généralement elle ne la supprime pas, car elle est établie entre deux organes
mobiles : la rate et le diaphragme, subissant l'un et
l'autre l'influence de la respiration, descendant à l'inspiration, remontant à l'expiration.

Pour renforcer son action on a proposé d'introduire
directement les premières mèches à l'intérieur de la

plaie elle-même, de la tamponner avec soin, et de n'agir que secondairement sur l'espace péritonéal entourant le viscère. Cette méthode, supérieure à la précédente, est aussi plus difficile et peut ne pas aboutir, elle aussi, à l'hémostase, pour la même raison.

Quelques chirurgiens, parmi lesquels Wendel, Madelung, Stern, Danielsen, etc., pour obvier à cet inconvénient, et afin aussi d'éviter l'introduction de mèches susceptibles de donner des phénomènes infectieux et des hémorragies lorsqu'on les retirera, comblent la brèche splénique avec un fragment d'épiploon et, pour le maintenir en place, suturent par dessus lui la capsule de Malpighi.

Un pareil procédé ne s'explique pas bien car, par suite de la gêne ainsi apportée à la circulation dans cette partie d'épiploon, on peut avoir de la gangrène. Ce cas semble convenir tout particulièrement à la suture directe, car si les fils ne déchirent pas le parenchyme de l'organe ou sa capsule, alors que s'exerce sur eux la traction de l'épiploon, à plus forte raison résisteront-ils lorsque cette occlusion n'aura plus lieu.

On résumera donc le traitement des plaies de la rate par le tamponnement, en disant que les cas où on l'emploie sont aussi ceux qui conviennent le mieux à la suture, et qu'il est insuffisant, donnant une fausse sécurité, alors que parfois l'hémorragie continue à se produire insensiblement, et ne se traduit souvent par des symptômes graves, qu'alors que la quantité de sang épanché est déjà considérable.

Le tamponnement n'a pas seulement l'inconvénient d'être une méthode qui ne donne pas au chirurgien toute la sécurité désirable, alors même que l'hémostase a été obtenue grâce à lui, il exposerait les malades à des accidents multiples. C'est d'abord la constitution d'un trajet profond qui risque de s'infecter malgré les précautions prises dans des pansements nombreux, et la lenteur de la cicatrisation de la place, la résorption possible de toxines microbiennes doivent déjà entrer en ligne de compte.

Malgré que la cicatrisation évolue sans accidents on n'est pas encore sûr d'être à l'abri d'une complication tardive ; nous voulons parler de pseudo-kystes de la rate : on sait de quelle obscurité est enveloppée encore, à l'heure actuelle, la pathogénie de certaines de ces tumeurs.

Il est indiscutable qu'un certain nombre d'entre elles ont une origine traumatique et sont la résultante ou bien d'hématomes intraspléniques dont la résorption a laissé après elle la transformation de ces poches kystiques, ou bien la conséquence de la cicatrisation défectueuse de certaines plaies de la rate. C'est pour éviter ces divers accidents que l'on a préconisé depuis longtemps la *Splénectomie*, qui est devenue une opération de la chirurgie courante, très nettement décrite. Nous nous bornerons à dire que Viard l'aurait pratiquée le premier en 1851 pour une hernie traumatique de la rate, mais que ce n'est que depuis la période antiseptique qu'elle a réellement pris son essor, et rallié la majorité des suffrages. Sa technique est exposée dans le rapport de Février, au Congrès de Chirurgie, de 1901.

C'est une opération dont l'innocuité est à peu près

établie, lorsqu'elle est méthodiquement pratiquée et avec toutes les règles d'asepsie nécessaires. C'est également une opération qui peut être rapidement pratiquée, ce qui a une grande valeur et mérite d'être pris en considération dans les contusions étendues et les plaies multiples, saignant abondamment, et où le facteur temps permet souvent de sauver la vie du malade. Le tamponnement et la suture, dans ces cas, nécessiteraient une longue intervention, et parfois même pourraient exposer à méconnaître certaines plaies situées à la face postérieure de l'organe qui, normalement est impossible à explorer.

En outre, l'ablation de l'organe réduit au minimum les chances d'infection qui auraient pu se produire lors de l'opération.

Les hémorragies secondaires, susceptibles de se produire par les autres procédés, soit du fait du relâchement des sutures ou de la descente des mèches, sont ainsi évitées. Enfin, l'ablation de la rate découvre largement l'hypocondre gauche. Il devient alors possible d'explorer la face antérieure du rein, la coupole diaphragmatique, l'angle colique gauche, les ligaments de l'estomac et cet organe lui-même, et d'intervenir sur les plaies que l'on a pu découvrir.

Mais alors, si la Splénectomie présente tant d'avantages, pourquoi ne pas s'en tenir à elle et vouloir lui substituer la *Splénorraphie*, ou traitement des plaies par la suture. C'est uniquement pour lui conserver sa fonction et sa sécrétion interne, car la rate ne saurait être cet organe de dignité inférieure dont parle Max Madlener.

Les cas où l'on a pratiqué l'ablation de la rate, soit à la suite de plaies, soit à la suite de tumeurs ou d'affections parasitaires, tendraient à prouver que cette fonction est bien réduite, car les effets consécutifs à son ablation sont si restreints que l'on peut conclure chez l'homme à l'innocuité d'un pareil procédé.

Cette constatation avait déjà été faite en 1878, par Mathias Duval, qui trouva son splénectomisé en parfaite santé six ans après.

En tous cas il faut admettre que la suppression de la glande splénique n'entraîne pas la mort du fait même de l'extirpation de l'organe.

De nombreux faits cliniques et expérimentaux le prouvent surabondamment, et l'on a revu des années après leur opération, des individus ainsi traités. Le Dentu et Delbet, dans leur *Traité de Chirurgie*, résument leurs idées concernant les indications et contre-indications en disant que « l'extirpation de l'organe chez l'homme n'est pas une opération mortelle en elle-même, et ne laisse pas de troubles graves par la suite ».

Certaines de ces fonctions sont cependant assez importantes pour ne pas passer sous silence et ne traduire leur suppression par aucun symptôme important.

Elle nous apparaît d'abord comme un organe hémato-poiétique, dont le rôle n'est pas exclusivement, comme son nom l'indique, de former des globules rouges, mais aussi de détruire ceux qui sont inaptes à la respiration.

Cette fonction disparaît après son ablation et sa suppression entraîne, au bout de quelque temps, une

hypertrophie compensatrice des autres organes simi-
laires, mais cette hypertrophie ne se produit pas
immédiatement et on a signalé une diminution notable
des globules rouges commençant immédiatement après
l'opération et se prolongeant pendant plusieurs mois,
bien que Gennesco prétende avoir constaté leur aug-
mentation soit immédiate, soit après une passagère
phase de diminution.

Or si, d'une part, la perte des globules rouges, consécutive aux hémorragies, a produit chez l'individu
une anémie considérable; si, d'autre part, la suppression d'un des organes hématopoiétiques les plus importants empêche le renouvellement de ces globules rouges
ainsi détruits, l'individu, chez qui une réaction de
suppléance peut n'avoir pas le temps de se produire,
se trouvera dans le cas de ces animaux splénectomisés,
chez qui des saignées répétées entraînent vite la
cachexie et la mort au milieu de convulsions.

C'est aussi un organe lymphoïde qui produirait surtout des mononucléaires et, à ce titre, jouerait un
rôle de défense pour l'organisme dans sa lutte anti-
microbienne. Son rôle, comme barrière de l'infection,
est donc indiscutable; son hypertrophie en est une
preuve et si elle semble jouer un rôle de réservoir
dans certaines infections et, en particulier, dans celles
produites par l'hématozoaire de Laveran ou le spirille
d'Obermeieri, c'est parce que la réaction de défense est
insuffisante, et elle lutte en s'hypertrophiant.

Il est probable également que la rate produit en
abondance des substances bactéricides, notamment
l'alexine et la sensibilisatrice, et que celles-ci sont mises

en liberté et passent dans les humeurs de l'économie
pour renforcer leur résistance. La formation de cette
substance agglutinante paraît à peu près démontrée
en ce qui concerne au moins l'infection typhique.

P. Courmont a recherché le pouvoir agglutinant
du suc de la rate ou du sang de la veine splénique chez
les typhiques, soit pendant la maladie, soit à l'autopsie
des sujets surinfectés; la sérosité extraite par ponction
de la rate d'un typhique en voie de guérison s'est
montrée agglutinante comme le sang; au contraire, le
suc et le sang de la rate chez les typhiques morts de
leur infection se sont montré beaucoup moins aggluti-
nants que le sang des veines ordinaires. L'auteur en
conclut que le pouvoir agglutinant disparaît dans la
rate lorsqu'il y a surinfection et que celle-ci l'emporte
sur les processus de défense. Qui sait si une infection
virulente survenant immédiatement après la splénectomie ou même une typhoïde évoluant sur le tard, ne
se termineraient pas plus souvent d'une façon fatale,
du fait de la suppression de cette barrière. C'est ce que
l'on ne peut établir mathématiquement, car trop de
considérations entrent en jeu dans ce processus de
défense, depuis la résistance de l'individu jusqu'à la
virulence particulière du microbe, pour pouvoir
affirmer que la maladie a évolué d'une façon fatale
sur l'organisme par suite de la suppression d'une
de ses défenses.

Dans la digestion, elle interviendrait aussi. Schiff,
le premier, a introduit la théorie du rapport entre le
fonctionnement de la rate et celui du pancréas, et l'on
sait, à l'heure actuelle, qu'elle sécrète une substance

capable de transformer en trypsine le trypsinogène.
En effet, de l'extrait de rate de l'animal en digestion,
ou le sang veineux de cette rate activent un extrait inac-
tif de pancréas, d'où on a conclu à cette transformation
du trypsinogène en trypsine.

Donc, actuellement, le rôle de cet organe dans la
désinfection du sang est à peu près admis, soit qu'il
arrête les microorganismes, au même titre qu'il retient
les grains de cinabre (Ponfick et Siebel), soit qu'elle
sécrète des antitoxines, soit, qu'indirectement, elle
aide à cette défense par la formation de leucocytes.
Son rôle hématopoiétique est universellement admis;
sa participation dans les phénomènes internes de la
nutrition semble s'affirmer de plus en plus.

Contre les poisons, la résistance des animaux est
différente; pour certains alcaloïdes, tels que la strych-
nine, elle semble diminuer au fur et à mesure que l'animal est dératé depuis plus longtemps. Nicolas et Beau
(*Journal de physiologie et pathologie générale*, 1901)
n'ont pu conserver plus de deux mois aucun cobaye
splénectomisé, et cela sans lésions macroscopiques
nettes. L'on ne saurait cependant trop tabler sur ce
dernier fait, car les résultats obtenus par la splénectomie chez les animaux sont variables avec les expéri-
mentateurs et l'interprétation de ces faits est donc
impossible. Mais de ce qui a été dit précédemment,
l'on voit que le rôle de la rate paraît beaucoup plus
complexe que l'on ne croyait au premier abord ; et de
ce que ce rôle ne soit pas d'une évidence qui s'impose, il ne faut pas se laisser aller à conclure qu'il est
nul ou n'existe pas.

Quelqu'un qui aurait voulu soutenir, avant les expériences des frères Reverdin, que le corps thyroïde jouait, par sa fonction interne, un rôle important dans l'économie n'eût point été cru, et cependant il aurait eu raison.

Donc, il ne faut pas dire de ce que l'on ne connaît pas ou de ce que l'on connaît mal que c'est inutile, mais il vaut mieux dire que chaque organe a une raison d'être, qu'il a un rôle à remplir et que, toutes les fois qu'on pourra le conserver, il faudra le faire et délaisser ainsi les méthodes radicales au profit des opérations conservatrices.

Mais il ne faut cependant point tomber de parti pris dans l'excès opposé et vouloir, dans tous les cas, pratiquer la splénorraphie. Non, la splénectomie est et demeure, dans certains cas, la seule opération *pratiquable*. Elle est applicable tout le temps, mais on ne l'emploiera que lorsque la suture sera impossible.

Il en sera ainsi dans les traumatismes étendus, où l'organe est intéressé dans toute sa surface; dans les hémorragies abondantes, où la perte considérable de sang commande une intervention rapide ; dans les plaies multiples et complexes ne se localisant pas uniquement à la rate, mais s'étendant aussi aux autres organes, et enfin toutes les fois qu'il s'agira d'altération pathologique de l'organe se compliquant de mollesse, de fluidité particulière de son parenchyme, rendant, par conséquent, toute suture impossible.

CHAPITRE IV

TECHNIQUE DE LA SUTURE

La suture a, nous venons de le voir, des indications très nettes. On les résumera en disant qu'elle sera faite toutes les fois que ce sera possible, c'est-à-dire toutes les fois qu'on pourra, avec un parenchyme assez résistant pour ne pas être dilacéré par les fils, réaliser une adaptation aussi parfaite que possible des lèvres de la plaie. L'intervention décidée, le blessé est remonté et soutenu par la caféine, l'huile camphrée et le sérum artificiel. Ce dernier, dans les cas graves, sera continué toute la durée de l'opération si c'est nécessaire.

Pour l'anesthésie, l'éther sera préféré au chloroforme, car ce dernier peut être dangereux, surtout en cas de collapsus marqué.

La meilleure technique à suivre sera celle qui donnera le plus de jour sur la région et qui permettra ainsi le mieux d'examiner complètement toutes les faces de la rate et de laisser ainsi une plus grande liberté d'action à l'opérateur.

Tout d'abord la position du malade présente bien un certain intérêt. Toutes les fois que l'on veut, à l'heure actuelle, intervenir sur un organe profondément situé on cherche à le projeter contre la paroi abdominale antérieure en glissant un coussin sous les reins du malade. Cette façon de faire a été d'abord préconisée pour les interventions sur le rein. En présence de ses bons résultats, elle a été ensuite étendue à la chirurgie du foie. La chirurgie de la rate en bénéficie pour les mêmes raisons, et la position à donner au malade est, de ce fait, non pas le décubitus dorsal simple, mais plutôt le décubitus latéral.

Voyons maintenant quelles incisions ont, tour à tour, été proposées.

C'est tout d'abord la voie abdominale : laparotomie sus-ombilicale médiane qui a été essayée, puis on l'a compliquée d'une incision transversale de quelques centimètres s'en détachant perpendiculairement et ouvrant plus largement la voie vers l'hypocondre gauche.

Certains ont pratiqué des laparotomies extramédianes dont l'incision était parallèle au bord externe du grand droit. D'autres enfin ont proposé des incisions parallèles au bord costal.

La laparotomie médiane simple est tout à fait insuffisante pour arriver à pratiquer une opération quelconque sur la rate. La position dans laquelle se trouve le malade est défectueuse, et la rate ne peut guère être explorée que dans le voisinage de son bord antérieur.

L'incision latérale utilisant les avantages du coussin lombaire serait déjà préférable, mais il ne faut pas oublier que la rate est essentiellement cachée sous le rebord costal, et qu'il est nécessaire, pour l'aborder avec fruit, d'avoir un jour considérable sous la coupole diaphragmatique. D'où incision latérale sur le bord externe du grand droit combinée aux incisions transversales. Cette incision, en outre, permet d'explorer les organes plus profondément situés, de suturer sans difficulté les viscères lésés ainsi que la rate. Elle est donc surtout indiquée dans les cas où l'on a de fortes raisons de soupçonner des lésions propagées secondairement aux autres organes abdominaux.

Si les lésions sont thoraciques, cette voie n'est peut-être pas suffisante, et l'on a proposé alors de recourir à la voie transpleurale recommandée par les chirurgiens italiens. Dans ces cas, après débridement de la paroi thoracique, la résection costale permettra de découvrir largement la face convexe du diaphragme, de la suturer, s'il y a lieu, et d'agir en même temps sur la plaie diaphragmatique. Les reproches faits à cette méthode de provoquer un pneumothorax, de donner peu de jour sur la cavité abdominale et de laisser une faiblesse de la paroi à l'endroit où a eu lieu la résection ne sont pas assez importants pour y faire renoncer. Le pneumothorax existe souvent avant toute intervention ; au reste, serait-il créé de toute pièce, que ce pneumothorax opératoire n'aurait aucune conséquence fâcheuse (Guible et Auvray, *Gazette des Hôpitaux*, 1910).

Navaro propose pour l'éviter une incision antérieure avec volet thoracique et refoulement de la plèvre (*Gazette des Hôpitaux*, décembre 1910).

La faiblesse de la paroi thoracique a moins d'importance que celle de la paroi abdominale, car le poumon dont l'expansion est limitée n'a que peu de tendance à l'état normal à venir s'adapter au volet thoracique ainsi pratiqué. Le seul inconvénient vraiment sérieux est le peu de jour qu'elle donne sur la paroi abdominale, à moins de pratiquer de grandes résections costales, ce qui n'est point compatible avec l'expansion normale d'un poumon, par suite de l'affaissement de la paroi thoracique sur lui.

On dira donc de cette voie qu'elle est bonne lorsqu'il s'agit de sections d'organes limitées au diaphragme et à la rate, mais qu'elle est insuffisante dès qu'il s'agit de blessures par coups de feu où les perforations sont plus généralement multiples et étendues.

Laparotomie et thoracotomie ont donc chacune leurs avantages et leurs inconvénients. C'est pour cette raison qu'on a essayé de les combiner pour aboutir à cette méthode mixte qui est la laparothoracotomie ou section en T, consistant en une incision intéressant la paroi thoracique et abdominale ; la première par une section horizontale parallèle à l'espace intercostal intéressé ; la deuxième, verticale, naît à la partie antérieure de la première, descend sur le bord externe du grand droit, après avoir coupé les côtes, la surface convexe du diaphragme de telle sorte que la plèvre et le péritoine sont largement ouverts.

En France, on lui préfère l'emploi simultané de la laparotomie et de la thoracotomie. La première opération permet de traiter les lésions viscérales, la seconde de suturer le diaphragme ; une telle manière de faire a l'inconvénient de ne pas donner autant de jour sur la partie supérieure de l'hypocondre, sur le pôle supérieur de la rate et la partie la plus élevée du grand cul-de-sac stomacal.

On résumera avec M. Quenu en disant qu'il faut être éclectique. Mais il nous semble cependant que l'incision le long du bord du droit externe à laquelle on adjoindra une incision le long du rebord costal présente la méthode de choix, surtout si l'on a soin d'extérioriser les organes par l'emploi d'un coussin lombaire. La rate étant ainsi découverte, comment peut-on la suturer ?

Les tentatives de suture sont relativement récentes et les premiers cas publiés sont ceux de Parlavecchio en 1893 et d'Impallomeni en 1894.

En France, en 1901, à la Société de Chirurgie, le professeur Hartmann, tout en préconisant la plenectomie, reconnaît que la suture a des avantages et un certain nombre d'indications.

Lebreton, dans sa thèse de Paris, 1903, à propos des plaies ; Planson, thèse de Paris, 1909, dans le cas de ruptures traumatiques, concluent dans le même sens.

C'est à l'étranger surtout qu'on l'a pratiquée, et sur les vingt-cinq observations signalées, cinq seulement sont françaises, dont deux rapportées par M. le professeur agrégé Thévenot : l'une au Congrès de Chirurgie 1909, l'autre inédite (observation I terminée par la guérison, et observation XX où la mort est survenue au bout de quelques jours du fait d'un abcès sous-diaphragmatique consécutif à une fistule urinaire).

Pour démontrer la possibilité de la suture de la rate on a cherché à faire des expériences sur des animaux. Dans le cas présent, des faits de cet ordre ne présentent qu'un intérêt secondaire car, de la résistance plus ou moins grande du tissu splénique dans certaines espèces animales, on ne peut rien conclure sur la résistance de ce même tissu chez l'homme. C'est pour éviter cette objection que des expériences ont été faites par Danielsen sur sept rates humaines enlevées pour une raison quelconque. Il a fait sur elles un certain nombre de sutures. Puis essayant des injections forcées par les vaisseaux du pédicule, il constata l'étanchéité de la suture. Ce qu'il a ainsi produit sur des rates enlevées, on peut l'obtenir avec autant de succès sur des rates en place, avec plus de succès même, car ici la plaie peut encore mieux résister à l'effort produit par la circulation normale.

En plus de la pulpe splénique qui peut parfois céder, il faut tenir compte de la résistance beaucoup plus grande de la capsule de Malpighi.

Plus encore que pour le rein ou pour le foie, c'est en effet la capsule propre de la rate qui représente la formation histologique réellement résistante, et il est de toute importance de l'englober dans les points de suture et de l'utiliser comme moyen de fixation des tissus. Mais, même pratiquée dans ces conditions, cette opération nécessite, pour être menée à bien, quelques précautions spéciales : il faudra d'abord employer des aiguilles rondes, car elles ont l'immense avantage par écartement, contrairement aux autres, qui dilacèrent davantage. Elle sera mousse de préférence, afin de perforer la rate sans la couper, et pour que, si elle rencontre la paroi d'un vaisseau, elle le contourne sans le piquer. Des modèles ont été préconisés par Kousnetzoff et Densky et par Warnig. Nous pensons que la grosse aiguille courbe d'Emett suffit dans la pratique et ses résultats sont satisfaisants. Les fils à employer sont la soie ou le catgut. Le catgut est préféré par la plupart, parce qu'il subit, à l'intérieur de la rate, une imbibition qui le fait se gonfler et lui permet ainsi de mieux obturer ses orifices de pénétration. Si l'on n'a pas mieux, on peut cependant se servir de la soie. On doit serrer lentement, modérément, et d'une façon continue, pour bien mettre en contact les surfaces cruentées. Il est bon que l'aide comprime, au préalable, entre ses deux mains, les deux lèvres de la plaie, pour, en diminuant ainsi le volume du tissu, rendre sa consistance plus ferme, et, par là même, plus résistante.

Il faudra prendre assez de tissu pour que l'aiguille pénètre à une certaine distance du bord de la plaie, pour courir ensuite en plein parenchyme et ressortir ensuite sur l'autre versant, à une distance égale du bord.

Le procédé de suture est variable avec chaque chirurgien :

Celui de Kousnetzoff ou d'Auvray, expérimenté pour les ligatures du foie, est applicable ici. Il reproduit le point de la machine à coudre : un chef de fil allant et venant à travers la rate, tandis que l'autre l'arrête à chaque trajet.

Il y a aussi celui qu'indiqua Coinrac-Marquis en 1901, qui lui avait donné d'excellents résultats dans les plaies par instruments tranchants, c'est le point « à suture en U, en surjet par étage ». Le chirurgien fait décrire à son fil une série d'U parallèles au bord de la plaie, jusqu'à ce qu'il soit parvenu à l'autre extrémité. L'aiguille entre et ressort chaque fois, à une distance de deux travers de doigt des lèvres de la plaie, puis, sans discontinuer son surjet, il fait un autre plan de suture analogue au premier, mais plus rapproché du bord. Etant parti pour ce second plan du côté opposé au premier, son fil vient aboutir à l'orifice de pénétration du premier, où on les lie.

Ce procédé à surjet unique n'est pas à conseiller, car si l'un des points vient à céder, c'est toute la suture qui lâche; aussi le procédé à points séparés en U paraît préférable, car sur le nombre quelques uns ont des chances de tenir.

Lorsqu'au lieu d'être en présence d'une section franche de la rate, on a affaire à des délabrements plus considérables, avec des fissures qui s'irradient plus ou moins loin dans l'épaisseur de la pulpe, les fils de suture doivent prendre une étendue considérable de tissu. Dans un cas même, les fissures s'irradiaient assez près du bord antérieur de la rate. Nous avons dû faire un véritable hémicerclage de celle-ci. Les fils traversant le tissu splénique, en arrière de la portion déchirée, passaient : l'un, par-dessus la face externe; l'autre, par-dessus la face interne de l'organe, et étaient noués au niveau de son bord antérieur. Au surplus, la façon de passer les fils sera souvent conditionnée par le siège et l'étendue des lésions, sans qu'il soit nécessaire d'y insister davantage.

On terminera cette étude à rechercher, dans les observations recueillies, quelle est la mortalité obtenue avec chacun de ces différents procédés, pour juger de leur valeur thérapeutique.

CHAPITRE V

RÉSULTATS OPÉRATOIRES

Nous ne nous occuperons d'abord que des chiffres brutaux, dont nous retrancherons ensuite les cas qui nous paraissent douteux, c'est-à-dire ceux où les lésions concomitantes sont autant de facteurs de gravité nouveaux et complexes, ne permettant pas de rapporter le succès ou l'échec au seul procédé employé.

Dans la statistique de M. Thévenot, il y a 16 cas de tamponnement, avec 10 guérisons et 6 morts.

Sur les 39 rapportés par ce même auteur dans la statistique de la splénectomie, il faut ajouter un cas de Wiart, rapporté par Potherat *(Presse médicale,* 1910), trois cas de Guiblé, signalés par Auvray *(Gazette médicale)*, un cas de Mauclaire et un de Sencert, de Nancy *(Revue de chirurgie,* 1910) ; on a 23 guérisons et 22 morts.

Mais dissocions davantage les chiffres de ces statistiques pour en tirer une indication, puisque nous avons vu que, pris ainsi, ils ne signifiaient pas grand'-chose. Dans les plaies traitées par le tamponnement, sur ces 16 individus, 12 furent atteints par des armes à feu et 6 en moururent ; 4 par des coups de couteau et tous quatre guérirent.

D'ores et déjà, l'éloquence de ces chiffres nous permet de conclure que, dans les plaies par armes à feu, le tamponnement doit être rejeté pour céder la place à la splénectomie et à la splénorraphie.

Dans les plaies limitées, 4 cas, 4 guérisons, c'est un succès, mais malgré ce succès, il nous est permis, à cause du retrait toujours possible des mèches et de l'hémorragie qui peut en être la conséquence, ainsi qu'à cause de l'infection plus fréquente par ce procédé, de le considérer comme ne donnant pas le maximum de sécurité. En effet, une guérison fut acquise au bout de deux mois et demi et après suppuration, l'autre fut retardée. Concernant les 45 cas de splénectomie, plusieurs doivent être négligés, soit parce que le malade est mort d'une autre cause ou d'une affection intercurrente, soit que l'opération ait été pratiquée pour une tumeur, qui, secondairement, a pu entraîner le malade, par suite de sa généralisation ; soit, enfin, à cause de complications trop étendues aux autres organes, qui ne permettent généralement pas de préciser la cause exacte de la mort. Il faudra encore retrancher, parmi ceux-ci, trois cas de rupture traumatique de la rate, afin de mieux comparer entre eux les résultats obtenus par ces différents procédés, sur des plaies rendues le plus semblables possible du fait de l'emploi d'une même cause. Et, sur les 36 cas que nous conservons, 29 sont produits par des armes à feu et 7 par des instruments tranchants. Pour les premiers, nous trouvons 15 guérisons et 14 morts; pour les seconds, 5 guérisons et 2 morts. Donc, près de la moitié des individus splénectomisés après des blessures par armes à feu moururent. La statistique n'est donc guère meilleure que celle obtenue dans ces mêmes cas par le tamponnement, mais il faut songer qu'ici il s'agit de cas graves qui n'étaient pas susceptibles d'être traités par une méthode autre que par la méthode radicale et que, dans ces cas, la mort par les autres procédés atteindrait probablement une mortalité encore beaucoup plus élevée.

Prenons maintenant les 25 observations rapportées dans le chapitre suivant et concernant la suture. Nous ferons remarquer d'abord que dans l'observation XX la jeune malade mourait au bout de trois semaines à la suite d'un abcès sous-diaphragmatique, d'origine probablement urineuse, sans que la lésion splénique pût être incriminée. De même, nous laisserons de côté celle signalée par Bouglé, consécutive à une plaie opératoire et celle de Guidone dont les détails sont insuffisants[1].

Des 23 qui nous restent, 18 furent pratiquées pour des plaies par armes blanches avec 15 succès et 5 pour des blessures par armes à feu avec 3 résultats heureux. Le nombre des cas ainsi traités pour les blessures par instruments tranchants nous montre assez que pour les chirurgiens la principale indication de la suture est la plaie localisée le plus possible à un seul organe.

D'autres indications en découlent et elles nous intéressent. Tout d'abord les résultats obtenus par la suture donnent des résultats meilleurs que ceux obtenus par la splénectomie, puisque le premier procédé nous donne 15 guérisons sur 18 et le second 5 sur 7. La mortalité est cependant un peu plus élevée que celle du tamponnement. Il faut tenir compte de la moindre gravité des lésions que l'on traite par lui, et du petit nombre de cas signalés sur lesquels on peut seuls tabler.

Cette méthode de la suture paraît également donner de bons résultats pour les plaies par armes à feu.

En résumé si l'on compare les résultats obtenus par ces différentes méthodes de traitement, soit dans les plaies par armes à feu, soit dans les plaies par armes blanches, on voit que la suture de la rate donne une mortalité beaucoup moins considérable que l'ablation de cet organe. Elle représente, chez un malade plus ou moins en état de shock, une opération beaucoup moins importante; elle conserve ultérieurement un organe dont la fonction nous est encore mal connue. Pour toutes ces raisons, la splénectomie peut représenter parfois une opération de nécessité; mais lorsque les conditions opératoires sont telles que l'on puisse indifféremment suturer ou enlever, il nous apparaît que la suture doit représenter la méthode de choix.

A. — Plaies par coups de couteau ou par armes blanches.

Observation I

(Due à l'obligeance de M. le professeur agrégé Thévenot).

Georges L..., vingt-huit ans, manœuvre, entre à l'Hôtel-Dieu, salle Saint-Louis n° 3o, le 21 septembre 1908. Il raconte qu'il a reçu, le 20 au soir, trois coups de couteau, puis qu'il fut renversé à terre et piétiné. Laissé sans connaissance au milieu de la route, il a passé la nuit exposé à toutes les intempéries, puis il a dû subir un long trajet en voiture pour arriver à l'Hôtel-Dieu, plus de quinze heures

après cette agression. Aussi est-il dans un état d'abatte-
ment marqué. Il est un peu décoloré; le pouls petit bat à
90; la respiration est quelque peu gênée. A l'examen, on
constate que deux coups de couteau ont intéressé superfi-
ciellement les masses musculaires du bras. La percussion,
l'auscultation, ne révèlent ni épanchement, ni signes de
pneumothorax.

Le malade appelle l'attention du côté de l'abdomen; il se
plaint de souffrir beaucoup dans la fosse iliaque gauche, au
niveau de laquelle il fut plus particulièrement frappé à
coups de talon. La paroi est contusionnée et légèrement
contracturée. Le ventre n'est pas ballonné, on ne trouve
pas de zone de sonorité anormale, pas davantage de matité.
Les urines ne présentent rien de particulier.

En raison de ces signes, on fait une laparotomie sous-
ombilicale. L'intestin ne présente aucune lésion, mais il
existe du sang entre les anses et jusque dans le petit bassin. Il descend le long du côlon et paraît venir de la région
splénique. L'incision sous-ombilicale est rapidement suturée. On fait alors une incision sus-ombilicale de laquelle
part une incision transversale qui dépasse le bord externe
du grand droit. On a ainsi un jour considérable sur l'hypocondre gauche.

On enlève une masse de caillots du volume des deux
poings, et l'on constate que les lésions traumatiques se
réduisent à une plaie de la région postéro-externe de la
rate, plaie longue de 2 centimètres. Il se fait par là une
hémorragie en nappe; on n'aperçoit aucun vaisseau qui
saigne plus spécialement. Ces cas paraissent très justi-
ciables d'une suture en raison de la limitation des lésions;
on passe très profondément, avec une aiguille ronde, trois
fils de catgut. En les nouant, l'hémorragie s'arrête et les
lèvres de la plaie s'accolent avec tant de précision, que l'on
juge inutile de faire sur la capsule un surjet supplémen-
taire. Quant à la plaie du diaphragme, elle est très étroite
et difficilement abordable; toutes les fois que l'on touche

le muscle ou son voisinage avec le doigt ou un instrument, la respiration se supprime et il faut exécuter quelques tractions de la langue pour la rétablir. On ne peut le suturer par l'abdomen. En raison du mauvais état général, on ne peut songer à ouvrir le thorax et on arrête là les manœuvres opératoires. On place à son niveau et pour quarante-huit heures, des compresses de gaze pour créer des adhérences et empêcher la pénétration de l'épiploon dans le thorax ; la rate est ramenée à sa place normale et la paroi abdominale suturée. Les suites opératoires au point de vue abdominal furent simples : on note seulement, du 28 septembre au 25 octobre des signes de pneumothorax gauche. Le 19 novembre, le malade quitte le service définitivement guéri.

Observation II

(Delagenière du Mans, Congrès français de chirurgie. 1901).

Le nommé L... M..., journalier, âgé de quarante et un ans, est apporté, le 7 juillet 1889, à l'hôpital Bichat, pour des coups de couteau reçus sur la voie publique. Assailli tout près de l'hôpital, il est immédiatement transporté dans la salle d'opération. Il a perdu beaucoup de sang, son visage est pâle, ses lèvres décolorées, son pouls petit, syncopal.

Il présente dans le dos, du côté gauche, trois plaies : la première, la plus supérieure et la plus antérieure, répond environ à la VIe côte près de la ligne axillaire postérieure ; cette plaie paraît insignifiante et ne donne pas de sang.

Une deuxième plaie transversale répondant environ à la VIIIe côte, donnant passage à de l'épiploon et à un écoulement important de sang. Une troisième plaie lombaire étroite donne lieu à un écoulement de sang très abondant. Cette dernière à l'opération est explorée d'abord. Les apophyses transverses ont arrêté la lame du couteau ; on lie

quelques artérioles et on ferme. La plaie qui donne issue à
l'épiploon est ensuite explorée. Elle est largement débridée
en bas jusque vers l'incision pratiquée précédemment. On
arrive au 8e espace intercostal au niveau du grand angle de
la côte. Là, il existe dans le diaphragme une boutonnière
de 2 centimètres et demi par laquelle s'est échappé l'épiploon. L'incision intercostale est aussitôt prolongée de
5 centimètres ; il s'échappe un flot de sang. Des pinces
hémostatiques sont posées en collerette sur la séreuse
pariétale, péritonéale, sans se préoccuper du cul-de-sac
pleural à travers lequel on agit dans le ventre. ·

Des portions d'épiploon sont excisées sur quatre gros
catguts en chaîne. Il n'y a aucune lésion des anses intesti-
nales.

Revenant aux éponges placées vers la source de l'hémorragie, on remarque que celle-ci a cessé ; les déplaçant,
on voit une plaie dans laquelle on introduit facilement le
doigt. Le doigt introduit arrête le sang, et si on le retire,
l'hémorragie se reproduit avec une violence extrême.

En raison de l'étroitesse de l'espace intercostal, on ne
peut songer à suturer directement la rate; on place les
pinces sur le bord de la plaie en les glissant le long du bord
de l'index gauche qui sert toujours à assurer l'hémostase ;
on attire la rate jusqu'au niveau de la plaie intercostale, de
façon à l'extérioriser. La séreuse péritonéale est fermée en
avant et en arrière.

Plaçant alors deux fils de catgut dans le parenchyme de
la rate extériorisée, on ferme la plaie. Le premier fil bien
placé remplit parfaitement son rôle et arrête l'hémorragie ;
le deuxième trop superficiel coupe les tissus et ne sert à
rien. On se contente de cette hémostase à cause de l'épui-
sement du malade et on termine l'opération.

Un drain dans la plèvre, un autre dans le péritoine.
L'opération a duré une heure et demie. Après l'opération :
pouls petit, respiration encore plus haletante, ce qui tient
au pneumothorax entretenu par le drain de la plèvre.

Alèzes chaudes, piqûres d'éther, potion de Fodd sont prescrites. Le soir : 37°8, même état général, moins d'agitation.

8 juillet. — 37°2 le matin. Pansement changé, drain de la cavité pleurale supprimé en raison de la dyspnée qui existe encore. On continue les piqûres de morphine. Au bout de quelques heures, la dyspnée cesse pour ne plus reparaître, mais la température atteint le soir 38°5.

14 juillet. — Le malade se lève malgré la défense qui lui en est faite. Il se lève encore le 15. Le 16, il se déclare guéri et quitte l'hôpital ayant encore ses fils de suture. Il a été revu le 25 juillet en très bon état, il est venu se faire enlever ses points de suture. La plaie du dos est réunie, mais présente un petit furoncle d'inoculation à chaque point de Corence.

Observation III

(Ferraresi, *XIe Congrès international*, Rome, 1894).

O. d'entrée : 8° espace intercostal sur la ligne axillaire médiane. Coup de couteau. Plaie du diaphragme ; plaie du poumon ; plaie de la rate. Thoracotomie et agrandissement de la plaie diaphragmatique. Suture de la rate et du diaphragme. Guérison.

Observation IV

(Ferraresi, *idem).*

O. d'entrée : 10° espace intercostal sur la ligne axillaire médiane. Coup de couteau. Plaie du diaphragme et de la rate. Thoracotomie et résection de la X° côte ; agrandissement de la plaie diaphragmatique ; suture de la rate et du diaphragme. Guérison.

Observation V

(Guidone, in *Bergen für Kliniche Chirurgie*, 1902).

Un homme de dix-neuf ans avait reçu dans le 10° espace

intercostal gauche un coup de couteau. Rapide anémie.
Laparotomie sur le bord externe du grand droit. Section
de l'arc costal. Résection de la XI° côte. On suture la blessure de la rate et du diaphragme. Guérison.

OBSERVATION VI
(Guidone, *idem*).

Un homme de trente et un ans reçoit un coup de couteau
dans le 10° espace intercostal gauche. Très forte hémorragie. On diagnostique une blessure de la rate. Suture de
la blessure de la rate. Guérison.

OBSERVATION VII
(? Rapportée par Guidone).

On fut amené à pratiquer, par thoraco-laparotomie, la
splenorraphie chez un garçon de neuf ans pour des blessures par instrument piquant du côté gauche. Guérison avec
formation d'une fistule. La fistule guérit en premier lieu
lorsqu'on enlève le fil de soie qui avait été passé autour du
corps de la côte réséquée et qui comprimait l'artère intercostale.

OBSERVATION VIII
(Impallomeni, *XI° Congrès national*, Rome, 1894).

O. d'entrée : 10° espace intercostal sur la ligne axillaire
postérieure. Coup de couteau, plaie du diaphragme, hernie
épiploïque ; plaie de la rate. Thoracotomie. Suture de la
rate et du diaphragme. Guérison.

OBSERVATION IX
(Körte, *Verhand. der freine Chirurgie Vereing.*, Berlin, 1901).

O. d'entrée : 10° espace intercostal sur la ligne axillaire
postérieure gauche. Dix-sept heures. Coup de couteau. Plaie
du poumon, du diaphragme, de la rate. Résection de la

Xe côte, large volet thoracique ; suture de la rate, du diaphragme, de la plèvre. Guérison.

OBSERVATION X
(Madelung, *Münch. med. Woch.*, 1902).

Côté gauche. Coup de couteau. Hémothorax. Plaie du
diaphragme avec hernie de l'épiploon. Plaie de la rate.
Plaie agrandie et résection des côtes. Suture de la rate et
du diaphragme. Guérison.

OBSERVATION XI
(Ludlow, *Annals of Surgery*, 1905).

O. d'entrée : 9e et 11e espaces intercostaux sur la ligne
axillaire médiane. Une heure et demie. Deux coups de
couteau. Deux plaies du diaphragme, une de la rate. Thoracotomie. Suture de la rate à travers le diaphragme.
Suture du diaphragme. Guérison.

OBSERVATION XII
(Kryenkow, thèse de Saint-Pétersbourg, 1901).

O. d'entrée : 7e et 8e espaces intercostaux sur la ligne
axillaire antérieure. Trois heures. Coups de couteau. Deux
plaies du diaphragme ; plaie de l'épiploon, du côlon transverse, de la rate sur sa face convexe et sur sa face concave.
Résection des IXe et Xe côtes. Incision descendant le long
du bord du grand droit. Résection de l'épiploon. Suture
de la plaie colique, suture de la rate et du diaphragme.
Guérison en cinquante-deux jours.

OBSERVATION XIII
(Parlavecchio, *Riforma med.*, 1893).

O. d'entrée : 8e et 9e espaces intercostaux sur la ligne
axillaire médiane ; plaie de l'hypocondre droit. Trois coups
de couteau. Plaie du diaphragme ; hernie épiploïque ; deux

plaies de la rate ; plaie du rein gauche ; plaie du foie et de l'estomac. Thoracotomie, 7e espace et incision verticale à travers les VIIIe, IXe, Xe côtes. Suture de la rate et du diaphragme. On ne fait rien dans l'hypocondre droit, vu l'état du malade mort peu après l'opération.

OBSERVATION XIV

(Petrow, *Wratih*, 1906).

O. d'entrée : 8e espace sur la ligne axillaire moyenne. Deux heures et demie. Coup de couteau. Plaie du diaphragme, de l'estomac, de la rate. Laparotomie sous-costale. Suture de la rate et de l'estomac. Guérison.

OBSERVATION XV

(Rabinovitch, *Chirurgia*, 1905).

O. d'entrée : sous le rebord costal, sur la ligne axillaire antérieure. Coup de couteau. Plaie de la rate seule. Laparotomie le long du rebord costal. Suture de la rate, six points profonds et six superficiels.

OBSERVATION XVI

(Schœfer, *Beitrage zur Kliniche Chirurgie*, 1906).

O. d'entrée : 9e intercostal gauche, ligne axillaire postérieure. Douze heures. Coup de couteau. Plaie du diaphragme, de la rate. Hernie de l'épiploon. Thoracotomie. Résection des 9e, 10e cartilages costaux. Résection de l'épiploon, suture de la rate et du diaphragme. Mort de péritonite trois jours après.

OBSERVATION XVII

(Schœfer, *idem*).

O. d'entrée : 4e intercostal gauche, ligne axillaire médiane. Dix heures. Coup de couteau. Hernie de l'épiploon. Plaie de la rate et du diaphragme. Résection des VIIe et VIIIe

côtes de l'épiploon. Suture de la plaie extérieure. Guérison
en trois mois.

Observation XVIII

(Williams, *Annals of Surgery*, 1906).

O. d'entrée : 8e intercostal gauche. Instrument piquant.
Plaie de la plèvre du diaphragme de la rate. Thoracotomie.
Résection des VIIIe et IXe côtes. Suture du diaphragme.
Laparotomie le long du droit. Suture de la rate. Guérison.

Observation XIX

O. d'entrée : quatre plaies dont 6e espace ligne axillaire
gauche et cage thoracique droite. Coups de couteau. Plaie
de la plèvre, du diaphragme, de la rate. Thoraco-laparotomie.
Plaie du diaphragme agrandie. Section des 7e, 8e, 9e cartilages costaux.

B. — Plaies par armes à feu,

Observation XX

(Due à M. le professeur agrégé Thévenot, inédite).

Henriette M..., vingt-trois ans, a reçu le 19 mai 1911,
une heure avant son entrée à l'hôpital, deux balles de
revolver d'ordonnance (balles de 9 millimètres à chemise
de cuivre). L'une est entrée à 2 centimètres du mamelon
gauche pour aller se loger sous les téguments à la hauteur
de la deuxième vertèbre lombaire, à côté de la colonne
vertébrale ; l'autre a pénétré dans le 6e espace intercostal
à quatre travers de doigt de la ligne médiane ; on la sent
sous la peau de la région dorsale dans le 10e espace à
quatre travers de doigt du rachis.

La malade est dans un état de shock très marqué ; le pouls
est petit, très rapide, difficile à compter ; il bat à 160 ; il y

a quarante-huit respirations à la minute et les symptômes thoraciques ont fait craindre un instant une plaie du cœur. Pas d'hémoptysies, pas d'hémorragies ou de pneumothorax.

Le ventre est un peu douloureux à la pression ou spontanément. La malade a vomi du sang. Pas de sang dans l'urine. Le diagnostic des lésions abdominales s'impose ; les lésions thoraciques ne paraissent pas nécessiter une intervention sanglante.

Aussi, après avoir enlevé, sous anesthésie locale à la cocaïne, les deux projectiles, endort-on la malade à l'éther et pratique-t-on une laparotomie. On fait une sorte d'incision en T, la branche transversale partant de la ligne médiane pour suivre le rebord costal et s'arrêter au niveau de la ligne axillaire, la branche verticale descendant le long du bord externe du grand droit. On découvre ainsi largement toute la région hypogastrique gauche et l'on constate :

1° Une plaie du lobe gauche du foie à 3 centimètres environ du bord libre de cet organe ; cette plaie, d'où partent de petites fissures est suturée au catgut ;

2° Une plaie de la face antérieure de l'estomac à 2 centimètres et demi de la petite courbure ; cette plaie, sorte de fissure verticale, est fermée par deux plaies de suture à la soie ;

3° Une plaie de la face postérieure de l'estomac un peu plus bas que la précédente, et non loin de la petite courbure, elle est fermée également par deux plans de suture ;

4° Une plaie de la rate qui est perforée à l'union de son tiers supérieur avec son tiers moyen. La plaie de la face interne et celle de la face externe sont le point de départ de fissures profondes. La rate est suturée au catgut.

Il existe enfin, au voisinage du rein, une légère infiltration sanguine, mais il ne semble pas qu'il se fasse par là une hémorragie de quelque importance et qu'il y ait lieu de faire quelque chose au niveau de cet organe.

La paroi abdominale est refermée, on laisse en place deux mèches et un drain qui assure le drainage de la région sous-diaphragmatique gauche.

A la suite de cette intervention, la respiration et le pouls se ralentissent progressivement ; l'état général se remonte un peu, la malade urine seule dès le second jour (le lendemain de l'opération, elle a eu des traces de sang dans ses urines); par contre, elle vomit très fréquemment.

Dans la crainte d'une péritonite, on met la malade en position de Fowler ; on désunit l'angle inférieur de la plaie au niveau duquel un fil profond a d'ailleurs cédé, et on introduit un nouveau drain dans la cavité abdominale ; on injecte, par ce dernier, 10 centimètres cubes d'huile camphrée.

La température oscille entre 38 degrés et 38°5, la malade continue à vomir. On ne sent cependant aucune collection abdominale ; pas de collections enkystées dans le petit bassin ; rien ne s'écoule par les drains qui sont supprimés progressivement.

L'examen radioscopique, pratiqué le 7 juin, ne montre pas davantage de poche enkystée, pas de hernie diaphragmatique. Le diaphragme est immobilisé à gauche ; ce qui fait penser à un abcès sous-phrénique gauche. On introduit un petit drain dans la profondeur et l'on provoque ainsi l'écoulement d'un liquide purulent qui a une odeur urineuse ; l'examen chimique montre en effet qu'il renferme de l'urine. Le rein, qui avait paru ne pas saigner au moment de l'intervention, devait donc avoir une petite plaie de son parenchyme.

9 juin. — On remplace ce petit drain par un plus important. La malade continue à s'anémier ; c'était d'ailleurs une tuberculeuse qui était depuis un an déjà en traitement pour des lésions du sommet gauche.

Elle finit par succomber le 11 juin.

L'autopsie n'a pu être faite.

Observation XXI
(Schœfer, *idem*).

Ouverture d'entrée en avant, au-dessus de l'angle de la Xe côte gauche. Huit heures. Revolver 5 millimètres. Plaie du diaphragme, plaie de la rate. Thoracotomie, résection de la IXe côte, incision à travers les Xe, XIe et XIIe. Suture de la rate qui est fixée à la paroi. Suture du diaphragme. Guérison.

Observation XXII
(Stern, *Philadelh. Münd. Nullhet*).

Revolver. Plaie de la rate. Suture. Mort au neuvième jour (tétanos).

Observation XXIII
(Tiffany, *Med. Nens.*, 1894).

Ouverture d'entrée sous la XIIe côte, à 3 pouces à gauche du rachis. Cinq heures. Fusil de petit calibre. Plaie du rein et de la rate. Laparotomie. Tamponnement du rein. Suture de la rate. Guérison.

Observation XXIV
(Souligoux, *Société de Chirurgie*, 1901).

Balle. Rupture de la rate. Suture. Guérison.

Observation XXV
(Bouglé, *in* th. Lœwy, Paris, 1901).

Déchirure d'une rate adhérente, au cours d'une laparotomie pour kyste de l'ovaire. Suture impossible en raison de la friabilité de la rate. Suture d'un fragment épiploïque en avant de la déchirure. Guérison.

CONCLUSIONS

I. — En raison de la structure de la rate, les plaies
de cet organe sont le point de départ d'une hémorragie
abondante qui a peu de tendance à s'arrêter spontanément et qui peut entraîner la mort du malade. L'absten-
tion dans les cas de plaies de la rate est donc une
méthode d'exception.

II. — Les interventions qui ont été préconisées en
pareille occurrence et qui méritent de retenir l'attention
des chirurgiens sont : le tamponnement, la splénectomie
et la splénorraphie.

III. — Le tamponnement est difficile à faire en raison de la mobilité de la rate. La cavité qu'il laisse à sa
suite peut être le point de départ d'infections de très
longue durée ou, tardivement, de pseudokystes de la
rate.

IV. — La splénectomie est plus facile à exécuter; en
outre, elle découvre largement tout le foyer traumatisé
et facilite la suture des organes avoisinants.

V. — La suture de la rate a été considérée pendant

longtemps comme impossible à pratiquer. Les expériences sur les animaux et surtout la pratique de la suture sur les rates humaines nous montrent que cette crainte n'était pas fondée. Moins grave que la splénectomie, elle permet de conserver l'organe, dont le rôle physiologique nous est encore mal connu.

VI. — La suture de la rate et l'exploration des viscères sont rendues notablement plus faciles par l'emploi d'un coussin lombaire. L'incision de choix est une incision en T dont la branche verticale suit le bord externe du grand droit, et la branche horizontale, le rebord costal.

VII. — Les résultats doivent être envisagés successivement dans les cas de plaies par armes à feu ou de plaies par armes blanches. Ces dernières donnent une mortalité qui est nulle dans les 4 cas par tamponnement, de 29 pour 100 pour la splénectomie et de 16 pour 100 pour les sutures.

Dans les plaies par armes à feu la mortalité était de 50 pour 100 pour les tamponnements, de 47 pour 100 pour la splénectomie, de 40 pour 100 pour la suture. La splénorraphie nous apparaît comme l'opération de choix. La splénectomie est plutôt une opération de nécessité.

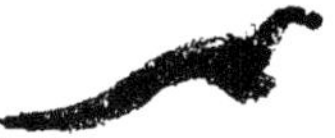

BIBLIOGRAPHIE

Lœwy, *Méthode des greffes péritonéales* (thèse, Paris, 1901).

Thévenot, Traité chirurgical des plaies de la rate. Etude comparée de divers procédés *(Province médicale)*.

Delagenière, Plaie de la rate par coup de couteau, guérie par la suture *(Congrès de chirurgie*, 1901).

Souligoux, *Société de chirurgie*, 1902.

Berger, Trois observations : les Différentes blessures de la rate et leurs divers procédés opératoires *(Arch. de clin. chirurgicale*, 1902). Dans le même travail sont reportées les observations de Krenjkow, Impullomeni, Körte, Ferraresi (2 observations), Ziégler, Tiffany, Stern, Madelung.

Schoefer, Trois observations : les Blessures de la rate et les laparotomies transpleurales *(Beitrage zur Klinische Chirurgie*, 1906).

Ludlow, Trois observations *(Annals of Surgery*, 1905). Dans le même auteur, une observation de Parlavecchio.

Petrow, Traitement des plaies par la suture *(Vratch*, 1906).

Rabinovitch, *Chirurgia*, 1905.

TABLE DES MATIÈRES

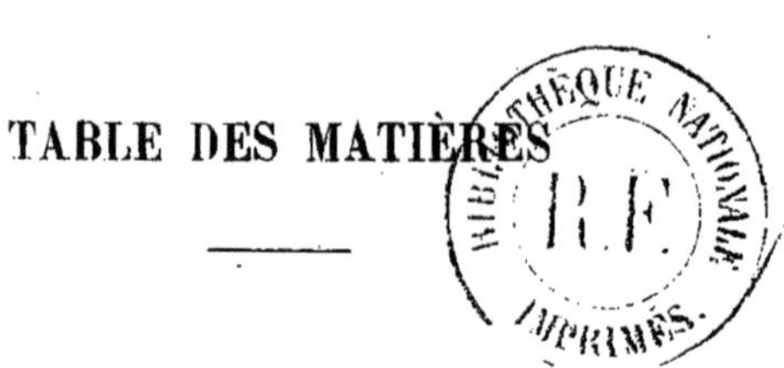

Lyon. — Imprimerie A. Rey et Cⁱᵉ, 4, rue Gentil. — 58865